Die Mozartkugel-Diät

Mozart

Ball

Diet

Martin A. Mayer

Die MO/z/ART-(Kugel)-Diät

Roman & Ratgeber

1

Erinnerungen / Kindheit

Ein trüber Sonntagnachmittag im April. Der Kopf etwas
müde. Der Körper leicht träge.

Ein kurzer Spaziergang brachte etwas Wärme in die Beine.
Aber die Stimmung war nicht die beste.

Woran das Mittagessen - die Bouillon-Brühe - wohl nicht die
alleinige Schuld trug. Und an der Tomatensuppe, die es als
Vorspeise gab, war eigentlich auch nichts auszusetzen. Die
Zutaten waren fast alle aus biologischem Anbau, und die
Tüte samt Inhalt kostete immerhin einen knappen Euro.

Der Tag - das Frühstück - hatte mit einem Schluck
Orangensaft begonnen. Und danach folgten etwa fünf oder
sechs Esslöffel Soja-Joghurt-Honig-Pulver, in Wasser
aufgelöst.

Manche bereiteten den Diät-Drink mit Milch zu, aber er war
mit der Wasser-Lösung durchaus zufrieden.

So wie er früher, in jungen Jahren, das Nutella-Brot nicht mit
Butter grundierte. Was andere Kinder ja teilweise taten.
Nicht weil es deren Eltern so befohlen hatten, sondern weil
es manchen so besser schmeckte.

Aber ihm mundete die Nuss-Nougat-Creme ohne Butter
deutlich besser. Was nicht hieß, dass er Butter ablehnte –
nein, im Gegenteil: in Verbindung mit Honig oder Marmelade
wusste er sie durchaus zu schätzen.

Auch die eher schlichte, bilaterale Kombination aus Brot & Butter hatte ihren Reiz.

Und Brot mit Senf – nur mit Senf, ohne Butter – schmeckte ihm ebenfalls. Früher konnte man dieses kalte Gericht im Schwimmbad-Kiosk erwerben. Mit 20 oder 30 Pfennig war es so günstig wie das billigste Eis am Stiel.

Und irgendwie musste es auch gesund sein, da es hieß, man sollte nicht mit vollem Bauch ins Wasser.

Das war auch die Zeit, als er sich über den Unterschied von tierischen und pflanzlichen Fetten noch keine Gedanken machte.

Als Grundschüler war das Leben irgendwie einfacher – nicht zur ernährungstechnisch. Oder zumindest überschaubarer.

Obwohl auch schon damals die Welt vermutlich nicht ganz in Ordnung war. Jedenfalls hört er hin und wieder von Flugzeugentführungen und Geiselnahmen, von Mogadischu, Mallorca, Karlsruhe und Köln, von deutschen oder palästinensischen Terroristen.

Unweit der Grundschule, in Sichtweite des Kaugummiautomaten hing auch lange Zeit ein Plakat mit verschiedenen Gesichtern – von Terroristen. Frisurentechnisch wirkten die Köpfe etwas ungepflegt, ungewaschen, leicht ungekämmt oder auch fettig. Aber die Namen – Adelheid, Christian, Hans-Dieter oder Ulrike – erweckten bei ihm den Eindruck, als ob es sich um Nachbarn handeln könnte.

Letztlich fühlte er sich von diesen Terroristen damals nicht bedroht. In seinem Bewusstsein - und dem der meisten Mitschüler – spielte der Kaugummiautomat in jener Zeit wohl eine wichtigere Rolle als die RAF-Gesichter auf dem Fahndungsplakat daneben.

Es war eine Zeit, als es noch Schulmilch in der großen Pause gab. In mindestens drei oder vier Varianten: mit Vanille-, Erdbeer- oder Schokogeschmack. Oder auch naturell: weiße Milch, pur.

An Bananenmilch konnte er sich nicht erinnern – zumindest nicht in Verbindung mit der Grundschule. Jene konsumierte er einige Jahre später – meist aus einem 0,5l-Becher. Und inklusive den Vitaminen: B1, B2, B6 …

Vitamine galten damals als gesund.

Sie hatten einen guten Ruf – waren ähnlich hoch angesehen wie Piloten, Ärzte oder Feuerwehrleute. Also weitaus anerkannter als die Terroristen.

Irgendwann kamen aber Gerüchte auf – und Studien in Umlauf - die besagten, dass Vitamine, künstliche Vitamine, doch nicht so gesund seien. Eventuell sogar schädlich.

Aber da war seine Schulzeit eigentlich schon vorbei. Und die Lust auf – oder der Glaube an Bananen-Milch oder Kefir - hatte ohnehin bereits den Zenit überschritten.

Entscheidend wurde zunehmend wieder der eigene Geschmack. Und die Frage nach der Natürlichkeit.

Ob das auch an der Erziehung oder an seiner Ernährung in den ersten Lebensjahren lag?

Das wusste er nicht so genau. Aber dass er ein gutes Jahrzehnt zum Mittag- oder Abendessen Apfelsaft trank, war eine unumstößliche Tatsache. Nur selten stand mal eine

Flache Malzbier auf dem Tisch. Und diese musste für mindestens zwei, wenn nicht drei Münder reichen.

Ja, er hatte wohl mehr Äpfel aus 1-Liter-Flaschen konsumiert als die meisten Gleichaltrigen oder Nachbarkinder, bei denen teilweise - in manchen Familien eigentlich täglich - auch weiße oder gelbe 0,7 l Glasflaschen auf den Tisch kamen.

Auch er schätzte die Zitronen- oder Orangen-Limonade damals zu fast jeder Tageszeit. Allein, es gab sie zuhause nur zu Geburtstagen - und anderen, besonderen Anlässen.

Gehirnakrobatik / Strapsöl

Wie er auf das Strapsöl gekommen war, wusste er nicht
mehr genau. Das heißt, er erinnerte sich, dass er die
Verpackung der Gemüse-Bouillon-Würfel in der Hand hielt
und die Zutatenliste las: Meersalz, Palmöl, etc.

Und in dieser Sekunde fiel ihm ein, dass er den Soja-Joghurt-
Honig-Pulver-Drink ja nicht nur mit rund 200 ml Wasser oder
fettarmer Milch zubereiten sollte, sondern zudem mit zwei
Teelöffeln hochwertigem Pflanzenöl. Wobei Walnuss-, Raps-
oder Sonnenblumenöl empfohlen wurden.

Und er hatte zu Wochenbeginn extra eine Flasche Rapsöl
besorgt – als eine materielle Grundlage seiner Diät. Mehrere
Tage stand die Flasche Rapsöl unberührt in der Küche – ein
wenig im Schatten, etwas lichtgeschützt hinter mehreren
Tütensuppenbeuteln; in den Schrank wollte er das Öl nicht
stellen, weil sonst sein Vorhaben leichter in Vergessenheit
hätte geraten können.

Ja, das Palmöl auf und in der Bouillon-Verpackung hat ihn auf
das Straps-Öl gebracht. Diese, seine Wortschöpfung hatte
ihm den bis dato nicht nur wettertechnisch eher trüben
Sonntagnachmittag etwas aufgehellt. Und kurz darauf nahm
er die Rapsöl-Flasche in die Hand und goss etwas davon auf
einen Löffel, der dann wiederum die Gemüsebouillon
umrühren durfte.

Zu seiner Verwunderung schmeckte die Bouillon nun noch besser. Eine Spur cremiger - weniger salzig, einfach schmackhafter.

Weitere, eher oder gänzlich neuartige Glücksmomente hatte der erste Diät-Tag dann aber nicht mehr zu bieten.

Womit er aber weder rechnete noch plante. Denn nicht zum ersten Mal hatte er seinem Körper das „Hungern" verordnet.

Und schließlich ist eine Diät ja kein Zuckerschlecken. Auch kein Wunschkonzert, kein Ponyhof und schon gar kein Kindergeburtstag. Vor allem, wenn man bereits das 30. oder 40. Lebensjahr hinter sich gebracht hat.

Nein, eine Diät ist eine ernste Angelegenheit. Doch wenn man sie seriös betreibt, gelangt man zu interessanten Erkenntnissen. Frau selbstverständlich auch.

3

Zwiegespräch / Kopf - Bauch

Was vermutlich daran liegt, dass eine Diät eine Form des Dialogs ist. Statt mit anderen Personen spricht man mit sich selbst. Ob man will – oder nicht.

Und was vor allem darin begründet ist, dass der Bauch ständig neue Fragen stellt:

Warum muss ich dieses Soja-Joghurt-Honig-Zeug schlucken?

Warum bekomme ich heute keine Schokolade?

Weshalb kannst du den Kräuter-Tee nicht etwas süßen?

Es muss ja keine Torte sein, aber ein Tässchen Cappuccino wäre jetzt doch ganz lecker!?

Was kann ich eigentlich für dein Übergewicht?

Wie lange soll das ganze Fasten eigentlich noch gehen?

So lauten einige Fragen, die der Bauch dem Hautverantwortlichen der Diät stellt. Und das ist wohl der Kopf.

Das Gehirn, der Kopf der Teilzeit-Asketen und freiwillig „Hungernden" befiehlt, was der Magen zu futtern bekommt – und was nicht.

Und vor allem in den ersten Stunden und Tagen einer Diät ist der Bauch ziemlich unglücklich über die Dominanz des Kopfes.

Dann muss sich das Gehirn um ein paar gute Argumente kümmern – damit der Bauch nicht allzu rebellisch und aufmüpfig wird.

„Der Kaffee macht dich heute nur nervös".

„Schau, ich habe ein paar leckere Kaugummis gekauft – die schmecken dir doch auch?!"

„Erinnerst du dich nicht an letzte Woche: Da hast du vier Donuts bekommen – und danach war dir fast übel."

Wenn der Bauch ehrlich zu sich ist und sich an die Donuts erinnert – und möglicherweise an die unruhige Nacht nach dem letzten Festmahl, dann wird er vielleicht eine Weile verstummen. Oder nur ganz leise vor sich hin grummeln.

4

Montag / Extremphase

Die Nacht von Sonntag auf Montag verlief ruhig. Für Magen und Kopf erholsam - sehr zufriedenstellend.

Auch wenn der Vorabend durch den Mangel an Bier, Chips, Flips, Schokolade und anderen glücklich machenden Kohlenhydraten wenig Grund zur Freude bereithielt; geschweige denn Euphorie erzeugte.

Aber zumindest die Nächte sind während einer Diät relativ angenehm.

Kein voller Bauch ärgerte ihn, den Kopf, das Gemüt.

Und ziemlich früh erwachte er. Um nach zwei Stunden Radiohören doch noch weitere vier Stunden auf dem Ohr liegen zu bleiben.

Danach waren ein paar Stunden Schreibtischarbeit möglich.

Einen Termin in der Stadt überstand er recht gut. Doch 3 1/2 Stunden nach der letzten Kohlenhydratzufuhr setzte starke Müdigkeit ein. Der Kopf signalisierte, dass er hundemüde war – und dringend Energie benötigte. Ansonsten käme es zu einem Zusammenbruch – zumindest zum Warnstreik.

Ein Streik, den der Kopf auch mit größter Willenskraft nicht einfach abbrechen würde können.

Also machte er sich auf den Weg in den nächsten Laden.

Ein halber Liter Apel-Johannisbeer-Schorle brachte Linderung. Und schmeckte gut. Vorzüglich. Wirklich ganz große Klasse. So lecker wie selten zuvor.

Auch der Magen war schnell wieder in bester Laune – und der Kopf in kürzester Zeit wieder im arbeitswilligen Modus. Alle Streikdrohungen wie weggeblasen.

Ebenso die Kopfschmerzen, die ihn zwar nur mäßig, aber bereits den halben Tag geplagt hatten.

Abends gab es dann Kartoffel-Lauch-Suppe.

Auch die nur aus der Tüte – aber BIO, und nicht die billigste. Auch sie mundete.

Dienstag / Stabilisierung

Der Tag begann mit einem Schluck Orangensaft.

Es folgte eine Tasse Soja-Honig-Joghurt-Drink - und weil diese ihm besonders gut schmeckte, gönnte er sich noch eine weitere halbe Portion.

Und einen Pfefferminztee. Der nur noch lauwarm war, weil der Beutel versehentlich eine halbe Stunde in der Tasse verweilte und vor sich hinzog.

Nicht der Kohlenhydratmangel im Gehirn, sondern ein Anruf sowie ein Gespräch mit dem Nachbarn hatten zur Vergesslichkeit beigetragen.

Davon abgesehen war er im Laufe seines Lebens zu der Überzeugung gelangt, dass Pfefferminztee immer schmeckte: ob heiß, lauwarm oder kalt. Wobei die coole Variante eher an heißen Sommertagen zu seinen bevorzugten Getränken zählte.

Ob es an der Überdosis des Pülverchens oder am Tee lag? Merkwürdigerweise war der Kopf an jenem Tag bereit, gute sechs Stunden zu arbeiten. Wobei auch die Zeitungslektüre darunter fiel.

Und Computerarbeit – im weitesten Sinne.

Nachmittags folgte wieder ein Soja-Eiweiß-Drink. Und als Krönung der kreativen Kochkunst eine Fertig-Tomatensuppe - mit einer eigenhändig kleingeschnittenen Knoblauchzehe.

Sowie ein Schluck Öl – Rapsöl - direkt aus der Pulle; erstmals in seinem Leben.

Nein, nicht auf die unhygienische bzw. Biertrinker-Art und die Flasche an Mund bzw. Lippen angesetzt.

Sondern den Unterkiefer weit gestreckt – so ähnlich wie es Schlangen beim Verschlingen großer Beutetiere tun -, und dann den Kopf gen Decke gerichtet: damit alle Flüssigkeit im Mund landete. Und kein Tropfen verloren ging!

Der Geschmack des reinen Rapsöls war wenig berauschend, aber ganz okay.

Kurz danach setzte dann leichte Müdigkeit ein – was aber wohl auch an der relativ kurzen Nacht lag. Keine sieben Stunden hatte er geschlafen.

6

Mittwoch / Wendezeit

Das Frühstück wie gehabt: O-Saft plus eine Tasse Diät-Drink.

Gegen Mittag meldete sich der Bauch kurz, aber nicht boshaft oder gar zornig. Ziemlich harmlos wollte er sich zu Wort melden, zum Ausdruck bringen, dass er noch lebe – und dass Lebensmittel schon immer seine wahren Freunde gewesen wären.

Eine Stunde später durften die Zähne erstmals seit vier Tagen wieder zubeißen. Ein kleiner Apfel – recht süß, und sehr schmackhaft.

So lecker, dass kurz darauf ein zweiter folgte.

Gegen 16:00 Uhr ein Fruchtsaftschorle – und eine Stunde später ein Protein-Riegel mit Schokoüberzug - aus dem Drogeriemarkt.

Da der Mund schon mal „beschmutzt" war, folgte noch etwas Nougat-Schokolade. Aber nur ein Drittel einer Tafel – und ganz langsam verzehrt. Rippchen für Rippchen auf der Zunge zergehend lassend …

Die Schokolade schmeckte gut, aber nicht so überwältigend wie er gedacht hatte. Der Protein-Riegel – den er zuvor noch nie gekostet hatte - war genießbar, gar nicht übel.

Lag es an der mehrtägigen Schokoladenpause?

Samstags hatte er letztmals eine halbe Tafel gegessen, knapp 24h zuvor, am Freitagabend gleich vier Donuts verdrückt – mit insgesamt rund 800 Kilokalorien.

Eigentlich hätte er auch nach dem zweiten Donut deren Verzehr beenden können - aber den Beginn der Diät hatte er damals für den Samstag geplant. Und niemand im Haus hatte an jenem Freitagabend Lust auf die Donuts, die er im 4er-Pack beim Discounter erworben hatte. Ganz spontan. Und als eine Art vorweggenommene Belohnung bzw. Besänftigung für den Magen, da dieser danach etwa vier Tage bzw. 100 Stunden lang keine Süßigkeiten und auch keine andere feste Nahrung mehr bekommen sollte.

Als er Samstagmittag aber eine ziemlich reife Banane in der Küche fand, wollte er diese nicht weitere drei oder vier Tage weiterentwickeln und sich bräunen lassen. Sie war somit die letzte Portion Festnahrung.

Mindestens drei, eventuell vier oder gar fünf Tage lange sollte die erste Phase, die Flüssig-Diät, dauern. Das war sein Vorhaben, sein erstes Etappenziel.

Und Heißhunger hatte er während der gut 100 Stunden nie verspürt. Weder am Freitagabend, als er die vier Donuts binnen einer knappen Stunde verdrückte – und auch nicht in den Tagen danach.

Das war einst ganz anders gewesen – meinte er sich zu erinnern. Während seiner allerersten Diät, die mehr als zwei Jahrzehnte zurücklag und nicht der Gewichtsreduzierung diente, sondern ein geistig-geistlich-biologisches Experiment darstellte, hatte er am vierten oder fünften Tag sein Fasten gebrochen: und dann binnen zwei Stunden und fast nonstop alles verschlungen und niedergekaut, was Küche und Kühlschrank zu bieten hatten.

Doch diesmal brachte der „Wendepunkt" keine Heißhungerattacke. Was vielleicht an der proteinreichen und kohlehydrathaltigen Soja-Honig-Joghurt-Diätkost lag?

Oder vielleicht hatte er es bei seinem ersten Fasten etwas übertrieben? Neben Tee und Mineralwasser gab es für den Körper damals tagelang nur Obst- und Gemüsesaft.

Wobei damals die ersten beiden Tage ziemlich „unglücklich" verliefen: der Magen, eigentlich der ganze Leib war damals etwa zwei Tage lang erbost.

Fand es mindestens 48h lang ganz und gar nicht lustig, dass man ihm keine richtige Nahrung zuführte.

Mitte oder Ende des dritten Tages dann aber die Überraschung: Der Bauch schimpfte nicht mehr – und der Kopf grämte, sorgte oder beschäftigte sich ebenfalls nicht mehr mit Zweifeln und diffusen Gedanken: *„Soll ich mir und dem Rest des Leibes das weiterhin antun? Ist es nicht an der Zeit, das Fasten abzubrechen? Könnte der weitere Verzicht vielleicht zu körperlichen Schäden führen?"*

Aber vielleicht war das damals auch die ganz „normale" Reaktion eines Kopfes, eines Körpers, der rund 20 Jahre in einem Land aufgewachsen war, in dem weder er – und auch sonst niemand – hungern musste?

Dachte er sich damals, und später – irgendwie; vermutlich auch.

Es war eine Zeit, in der in den Medien hin und wieder sogar von Milchseen und Butterbergen die Rede war.

Als in Europa tausende Tonnen von Obst und Gemüse vernichtet oder nicht geerntet wurden - um die Preise zu stabilisieren, die Überproduktion abzubauen ...

Der Kopf, der damals in den ersten 48h viele müde Phasen hatte, wurde danach munterer. Der Geist am dritten Tag und danach völlig klar.

Die Stimmung ziemlich ausgeglichen – nicht euphorisch, aber mit einem guten Wahrnehmungs- und Körpergefühl.

Meinte er sich zu erinnern.

Der Bauch schien damals - nach der „kritischen" Phase - zu signalisieren: Viel Fett ist da zwar nicht mehr zu verbrennen, aber ein paar Tage kannst du ohne neue Nahrung gut leben; bestens überleben.

Würden die Reserven für 40 Tage reichen?

Donnerstag / Normalität

Das erste Müsli der Woche schmeckte ausgezeichnet.

Am Vorabend gab es bereits ein Gläschen Kindernahrung – Gemüse mit Reis. Verzehrfertige Babykost, die er kurz zuvor im Drogeriemarkt eher zufällig gefunden hatte.

Auf Suppe oder Brühe hatte er keine Lust.

Zu Mittag nochmals ein Apfel plus ein paar Cashewkerne. Die Packung lag sicher schon fast zwei Wochen herum – und irgendwie war er stolz, dass er auch vor der Diät immer nur eine kleine Handvoll dieser edlen und recht soften, nussartig schmeckenden Gebilde zu sich nahm. Und gleich zwei Gläser Babykost.

2 x 150 / 200 = rund 300 Kalorien. Maximal 400.

Abends sollte die erste Cola der Woche an gute alte Zeiten erinnern.

Die Halbliter-Flasche bzw. 0,33 l-Dose schien ihm aber etwas zu groß. Im Bahnhof fand er eine kleinere mit 0,25 Liter – die er mit einem weiteren Drittel der Schokoladentafel genoss.

Zum Abschluss des Tages noch der erste richtige Soja-Milch-Drink des Tages.

Und – eine gute Stunde später – noch eine Tasse basischer Tee. Vorsichtshalber. Oder aus Gewissengründen. Und weil dieser auch schon eine Woche in der Küche herumstand. Und fast immer in der Vorwahl ausgeschieden war, als es hieß: Früchte-, Husten-, Basischer-, Schwarz-, Kräuter- oder Pfefferminztee?!

Freitag / Schwarztee

Eine kleine Portion Diät-Drink und eine mittelgroße Portion Müsli.

Danach die Lust auf einen Tee: einen richtigen, schwarzen Tee - mit Zucker!

Danach war er eigentlich satt: kein Heißhunger – allerdings eine gewisse Lust auf Schokolade.

Sollte er?

Oder besser nicht?

Er spürte, dass der Bauch eigentlich zufrieden war. Nein, der Magen stellte keine weiteren Forderungen. Und doch meinte das Gehirn, irgendwelche Ansprüche wahrzunehmen. Doch woher kamen sie – und weshalb?

Es war wohl der Gaumen – oder, und die Zunge, die nach Kakao verlangten?

Irgendwelche Geschmacksknospen im oralen Raum wollten das Frühstück verlängern. Sehnten sich nach Kakaobohnen - am besten in verarbeitetem Zustand. Und in Verbindung mit Zucker und Fett?!

Wobei der Kopf sich fragte, ob der Gaumen eigentlich zwischen Butter und pflanzlichen Ölen unterscheiden konnte?

Kakaobutter war jedenfalls enthalten – und in der Noisette-Schokolade selbstverständlich jede Menge weitere pflanzliche, „natürliche" Öle - wie sie ja in allen Nüssen und Samen vorkommen.

Seien es Mandeln, Wal- oder Haselnüsse, Sonnenblumen- oder Kürbiskerne.

Nun, er griff nach der Schokoladentafel, die schon zwei Tage alt war.

Aber noch immer jung schmeckte.

Nein, nicht jung, aber irgendwie lebendig - und zugleich beruhigend, auch wärmend. Sanft und doch kräftig. Geschmackvoll. Zartschmelzend.

Und in der Vorwoche hatte er sogar gelesen, dass Menschen, die Schokolade essen, klüger wären als solche, die auf den Kakao verzichten. Hatte irgendeine neue, internationale Studie ergeben.

Was, wenn diese Studie das Gegenteil „bewiesen" hätte? Wenn Schokoladenkonsum zu etwas weniger guten intellektuellen Leistungen geführt hätte?

Er hätte die „Wissenschaft" als unqualifiziert abgestempelt - oder ihr statistische Mängel unterstellt?!

Vielleicht hätte er sich gesagt, dass Intelligenz letztlich wenig mit dem Konsum von Nahrungsmitteln zu tun hat.

Und er hätte weiterhin kakaohaltige Produkte verzehrt. Auch weil er im Laufe seines Lebens zu der Überzeugung gekommen war, dass pflanzliche Lebensmittel – insbesondere Nüsse, Obst, Gemüse und Getreide – eigentlich immer gesund sind. Wobei man natürlich eine gewisse Dosis nicht überschreiten sollte.

Und man sollte auch nicht erwarten, dass durch eine bestimmte Ernährungsform alle Krankheiten verschwänden. Dass mit einer Diät nur noch ewige Jugend plus Glück und Geist das Leben beseelen - und beflügeln - würden.

Es gab wohl Faktoren, die unabhängig von der Nahrungsaufnahme von Bedeutung waren, sind: Musik.

Oder Sport.

Vermutlich einfach nur ein gewisses Maß an „natürlicher" Fortbewegung. Schließlich hatte der menschliche Körper zwei Beine: und im Knie, im Fuß oder Ellenbogen befanden sich Gelenke – wohl alleine deshalb, um sich zu bewegen.

Um nicht zu erstarren.

9

Samstag / Hosenkauf

Mit Diätdrink und Müsli begann er diesen Tag.

Auf den O-Saft musste er verzichten. Hatte am Freitag vergessen, neuen zu besorgen. Das ärgerte ihn ein wenig.

Später fuhr er in die nächste Großstadt, um ein Paar neue Schuhe und eine Hose zu erwerben.

Im Fischrestaurant gönnte er sich keinen Fisch – dafür eine Bionade, einen Kraut- und einen grünen Mischsalat.

Eine ältere Dame, die ihre Mahlzeit gerade beendet hatte, bot ihm noch den Rest eines Weines an. Er lehnte ab.

Zunächst.

Später betrachtete er die Flasche, die sie stehengelassen hatte, doch noch genauer: Riesling stand auf dem Etikett. Und die Herkunft – die Weingärtnerei.

Nun, er hatte schon besseren Riesling getrunken.

Danach war er zwar nicht beschwipst, ließ sich aber im Modehaus zu einer Tat überreden, die er eventuell am gleichen Abend - oder in den nächsten Tagen - bereuen würde?

Ein halbes Dutzend Hosen hatte er in die Hände und unter die Lupe genommen. Neben der Farbe, dem Stoff und dem Preis war die Größe das entscheidende Kriterium. In den vergangenen Jahren hatte er immer zu Bundweite 34 gegriffen. Doch diese gab es nur in Kombination mit relativ kurzen oder ziemlich langen Beinen.

Und weil er ja gerade eine Diät machte, meinte er, dass eine 33er-Hose eigentlich auch passen sollte. Wenn nicht sofort, dann in wenigen Tagen, in ein paar Wochen?

Jedenfalls hatte er keine Lust auf Umkleidekabine und „ungewaschene" Beinkleider. Und die Idee, eine Hose zu kaufen, ohne sie zuvor anprobiert zu haben, gefiel ihm in diesem Augenblick außergewöhnlich gut. Zudem waren dreißig Euro – so viel sollte die Jeans etwa kosten - ja nicht die Welt.

Eine Stunde später - im Lebensmittelladen - lockte ein Smoothie im Kühlregal. Und weil es nach zweistündiger Heimfahrt vermutlich nicht mehr so gut schmecken würde, genoss er Schluck für Schluck des teuren, des edlen Gesöffs.

Wobei es ja auch nicht teurer war als ein x-beliebiges Getränk in einem Restaurant. Im Gegenteil.

Auf dem Rückweg durch die Großstadt lief er schon wieder an dem Fischrestaurant vorbei. Wie sich die Innenstädte doch ähnelten: C&A, Deichmann, H&M, Thalia, Douglas, Karstadt, Kaufhof, Neckermann, DER, REWE, Nordsee …

Diese Großstadt hatte eine weitere, eine zweite Filiale.

Er betrachtete die Lachs-, Matjes und Heringsbrötchen - und kam relativ schnell zu dem Schluss, dass niemand, wirklich niemand auf dieser Erde diese ehemaligen Meeresbewohner wiederbeleben würden könnte.

Weshalb er knapp drei Euro in die nicht reanimierbare Bismarck-Version investierte. Insbesondere die Zwiebeln schmeckten ihm.

Und so machte er sich mit relativ vollem Magen und vollen Einkaufstaschen wieder auf den Heimweg.

Neben der Hose hatte er sich auch neue Schuhe besorgt. Diese allerdings zuvor ausprobiert.

Und für den Fall, dass die neue Hose doch nicht so eng sein würde, besorgte er sich noch zwei Tafeln Schokolade: Die praktisch-quadratisch-gute Variante gab es bei EDEKA für 69 Cent.

Allerdings nicht alle Sorten: die voll- und ziemlich nussigen 100 Gramm Exemplare kosteten weiterhin einen runden Euro. Es schien so, als ob die edlen Zutaten teurer geworden wären. Auch beim Discounter kostete die Tüte mit den Pistazien fast vier Euro. Zwei Euro und einige Zehnercent waren es im Vorjahr - oder zwei Jahre zuvor?

Wer war Schuld an der Preisexplosion? Missernten? Und, oder die wachsende Weltbevölkerung?

Zucker und Öl und Mehl gab es ja weiterhin für wenige Cent – für die gleiche Menge.

Möglicherweise war die anhaltende Dürre in Kalifornien ein Grund für die gestiegenen Pistazien-Preise; sowie die Handelsbeschränkungen mit Persien?!

Sonntag / Völlerei

Hätte er den Hering doch verschonen sollen? Oder die halbe Tafel Schokolade, die er sich nach der Rückkehr ebenfalls noch gegönnt hatte?

Jedenfalls verlief die Nacht nicht so leicht wie in den Vortagen. Erstmals seit einer Woche – seit der „Donut-Abschieds-Party" – beschwerte sich sein Magen nicht wegen Unter-, sondern aufgrund der Überversorgung. Nein, Völlegefühl macht eigentlich wirklich keinen Sinn.

Also verschob er das Frühstück um ein paar Stunden.

Zudem: wo stand eigentlich geschrieben, dass man am heiligen Sonntag nicht bis 12:00 Uhr im Bett bleiben darf?

Eine ehemalige, inzwischen verstorbene Kunstlehrerin hatte einst das Wort Spätstück kreiert – was so viel wie Brunch bedeutete.

Ob sie, die ehemalige Lehrerin, den Begriff wirklich schuf, oder von irgendjemandem übernahm, wusste er nicht. Aber er hörte den Ausdruck nur von ihr – oder, ganz selten, aus ihrem Umfeld.

Ein Glas Saft, etwas Diät-Drink + 1 Tasse Müsli nahm er also gegen 13:00 Uhr zu sich. An jenem hellichten Sonntag. Und 1/8 einer Schokoladentafel.

Das ganze dafür mit 2 Tassen gesüßtem Schwarztee.

Danach fünf Stunden Pause: Zum Abendessen ein kleine Portion Diätdrink, eine Instant-Tomatensuppe mit 7, acht oder 12 Croutons?

Er hatte sie nicht gezählt.

Zum Dessert – die Oma nannte es einst Betthupferl - zwei kleine Stückchen Fruchtschnitte plus den Rest der Reihe der Marzipan-Schokolade vom Frühstück.

Also wieder nur 1/8.

Oder die Hälfte eines Viertels.

Ja, wenn er ein Süßigkeiten-Diät-Buch schreiben müsste, er würde wohl vor allem die viereckigen Schokoladentafeln als Maßeinheit nehmen. Oder Mozartkugeln.

Alles andere wäre für die meisten Leser – und Leserinnen – vielleicht zu kompliziert, zu mathematisch?

Aber viereckige Schokoladentafeln in vier Teile zu unterteilen – das müsste auch den wenigen Grobmotorikerinnen unter den *Brigitte*- und / oder *Freundin*-Leserinnen gelingen?

Immerhin hatten die meisten von Ihnen ja einen Schulabschluss – so ähnlich wie die (*EMMA*-) Redakteurinnen?

Wie auch immer.

Er zählte die Kalorien nicht exakt, aber überschlug an jenem Sonntagabend seine Erfahrungswerte:

Saft = 100

Diät-Drink ca. 150

Müsli 250 – 300

Zwei Rippchen Schokolade = 70

Den Tee schätzte er auf knapp 100 Kalorien (circa 20 bis 25 Gramm Zucker x 4,1).

Also 500 – 600 für die erste Mahlzeit.

Abends:

Drink 150

Suppe 100

Schokolade 70

Fruchtschnitte ebenfalls rund 70 kcal

Tagessumme: rund 1000 kcal

Nun, er wusste, dass dieser Sonntag deutlich kürzer war als ein normaler Feier- bzw. Werktag

Deutlich später aufgestanden – und abends früher ins Bett.

Aber der Magen war zufrieden.

Und die beiden Spaziergänge waren auch okay – die Beine marschierten zügig. Wenn auch insgesamt nur eine knappe Stunde.

Danach war sein Urlaub vorbei.

Der Arbeitsalltag begann wieder – und er wusste nicht so recht, wie er seine Diät während des Jobs fortführen sollte.

Jedenfalls nahm er wieder einen Cappuccino zu sich.

Und ein süßes Teilchen dazu – das erste seit den Donuts in der Vor-Vorwoche.

Puddingplunder und Heißgetränk schmeckten ziemlich gut. Der Cappuccino für 2,20 € war sogar ganz erstaunlich lecker – in der Bäckerei, die er zuvor nur einmal aufgesucht hatte. Das Angebot an Backwaren fand er beim ersten Besuch nicht so überzeugend.

Aber es war die einzige Bäckerei, die er auf dem Weg zu seinem Arbeitsplatz ohne Zeitverlust erreichte. Und auf sein eigenes, häusliches Kaffeepulver hatte er um 6:00 Uhr morgens so wenig Lust wie auf einen anderen, selbstgemachten Kaffee aus der Thermoskanne.

Eine ziemlich leichte, nur mit einem Rest von rund 50 Gramm gefüllte Dose mit dem bewährten Soja-Honig-Milch-Pulver nahm er ebenfalls mit – und zu Mittag sollten sie ihn zusammen mit einem Fruchtriegel und Mineralwasser satt machen.

Diesen Rhythmus behielt er gut zwei Wochen bei – wobei er abends je nach Lust und Laune auch noch einen Energie- oder Eiweißriegel verdrückte. Und, oder eine Banane.

Je nach körperlicher Belastung. Also am Wochenende weniger Protein: dafür mehr Rahmspinat oder eine Gemüsesuppe – allerdings mit „richtigen" Karotten, Lauch oder Zwiebeln verfeinert; aufgewertet, abgerundet.

Zudem hatte er in der Tiefkühltruhe eines Discounters vegetarische Fertiggerichte entdeckt – gleich neben Pizza & Co.

Sie kosteten nur wenige Cent mehr – schmeckten aber ziemlich asiatisch und gut. Mit knapp 500 kcal pro Packung hatten sie auch weniger Fett und Kohlenhydrate als die ganz runden Klassiker: die Margherita oder Funghi oder Spinachi oder Salami; wobei er letztere ohnehin nicht mehr verzehrte.

Am schmackhaftesten fand er das Gericht mit Polenta, Linsen und Gemüse: dank Ingwer und anderen Gewürzen?!

Auch jenes mit Süßkartoffeln schmeckte ihm. Nicht zu vergessen die Packung mit Tofu und Gemüse plus Koskosmilch.

Eine Nachbarin, die sich selbst seit Jahren vegetarisch ernährte – für ihren Mann und die drei Kinder aber zugleich auch Fleischgerichte kochte -, konnte er auch dazu überreden, die neumodischen Fertiggerichte zu probieren.

Auch ihr Gaumen wollte sich nicht beklagen – allein sie meinte, dass wohl nicht allzu viel Prana darin zu finden wäre. Und Plastik und Weichmacher wären wohl auch nicht sonderlich ökologisch bzw. gesund.

All das geschah an einem Samstagnachmittag, da ihn die Frau im Nachbarhaus über diverse Energien aufgeklärt hatte, und ihn zugleich zum ersten Rhabarber-Kuchen der Saison einlud, überredete.

Es war sein erstes Stück Kuchen seit wenigstens drei Wochen.

Abends kaufte er sich aber trotzdem gleich mehrere Packungen Tiefkühlfertiggerichte - und einen ebenso coolen Spinat.

Auch weil es ziemlich sonnig und warm war – und er der Meinung, dass viele Kühlprodukte sich gegenseitig kühlen würden. Dass er also keine weitere Kühltasche erwerben müsste.

Auch Cola gehörte am Wochenende wieder regelmäßig zu seinen abendlichen Drinks – und hin und wieder ein Bier. Meist nur die „kleine" 0,33l Flache.

Als Radler oder Mixgetränk.

Waage / Gewichtskontrolle

Vor Himmelfahrt fand er eine weitere Flasche Bier in seinem Einkaufswagen. Ein Geschenk des Supermarktes.

Es war ein Radler, ein Alsterwasser, ein Mischgetränk– kalorienreduziert und mit Süßungsmitteln versetzt. Und schmeckte ihm nicht sonderlich. Zu künstlich.

Wie aber hatten sich der echte Zucker, das echte Fett und die anderen Kohlehydrate und Proteine zwischenzeitlich auf seinen Körper ausgewirkt?

Er wusste nicht genau, wie sich sein Gewicht verändert hatte. Denn nur einmal stand er seit Beginn der Diät auf einer Waage – in einer Apotheke, wo er für einen Freund ganz besondere Hustenbonbons besorgte.

Eine eigene Waage besaß er nicht mehr. Das heißt, möglicherweise befand sich noch ein älteres Exemplar irgendwo im Keller. Aber vor ein paar Jahren, als die Batterien den Geist aufgaben, konnte er sich nicht zum Kauf neuer Knopfzellen entscheiden. Und tägliches Wiegen machte aus seiner Sicht auch keinen großen Sinn …

Der Blick auf den Bauch verriet ihm bereits im Mai, dass da nicht viel „verbrannt" wurde – in den letzten Wochen. Ein oder zwei Pfund in der ersten Woche – und eben so viel in den vierzehn Tagen darauf?

Irgendwann müsste er es genauer wissen - nochmals nachmessen. Die Hosen trug er jedenfalls alle inzwischen mit Gürtel, auch jene, die über Monate hinweg gut saßen; im Sitzen auch spannten.

Die Zeit war reif?

Der Augenblick der Wahrheit würde kommen …

Anfang Juni war es soweit. Nach zwei Monaten betrat er wieder jene Apotheke, deren elektronische Waage ihm im April die erschreckenden 88,2 kg angezeigt hatte.

Rund 60 Tage waren seitdem vergangen – er konnte es kaum glauben. Zum einen wie schnell die Tage und Wochen wieder verflogen waren.

Zum anderen, wie wenig ihm das aktuelle Gewicht, der wahre – in Kilo und Gramm messbare Gewichtsverlust - wirklich bedeuteten.

Dieses Mal zeigte die gleiche Waage am gleichen Ort nur noch 82,4 kg an.

Und er trug die gleichen Schuhe, die gleiche Hose und auch die gleiche Jacke.

Beim Hemd oder Pullover war er sich nicht mehr ganz sicher, aber die machten nur wenige Gramm Unterschied.

Mehr als fünf, fast sechs Kilogramm Fett waren zwischenzeitlich verschwunden!

In körperliche Arbeit, in Bewegung und Körperwärme transformiert worden?!

Er war leicht erstaunt, hatte mit weitaus weniger, vielleicht mit drei oder vier Kilos Gewichtsreduktion gerechnet – vor allem, weil die entbehrungsreiche erste Diät-Phase ja nur etwa eine halbe Woche dauerte.

An allen anderen Tagen gönnte er sich Süßigkeiten. Meistens zum Frühstück: ein Plunderteil oder Nusshörnchen.

Und über mehr als sieben Wochen war kein einziger Tag dabei, an dem nicht Schokolade seinen Gaumen, seinen Magen, seine Nerven erfreute.

Nicht selten hatte er eine halbe Tafel pro Tag verzehrt.

Und trotzdem waren elf, fast zwölf Pfund Körperfett verschwunden.

Stand er vor einem Rätsel?

Bei genauerer Betrachtung war das Resultat doch kein Wunder – sondern ganz logisch, ganz natürlich.

Denn sein Mittagessen war über mehr als einen Monat sehr, sehr „gesund" – jedenfalls nicht allzu kalorienreich. Bestand überwiegend aus dem proteinreichen Soja-Honig-Joghurt-Pulver – und einem Obstriegel.

Aber dann rechnete er nach: selbst wenn er rund 2000 kcal an einem normalen Werktag zu sich nahm – bei einem Verbrauch von 2500 oder gar 3000 kcal bedeutete dies am Ende die gleiche Bilanz, wie wenn er nur 1000 oder 1300 kcal zu sich genommen hätte, aber der Körper durch leichte Schreibtisch- oder Computerarbeit wohl kaum über 1800 kcal umgewandelt hätte.

Himmel / Mozart-Kugeln

Inzwischen war das halbe Jahr vorüber.

Und der halbe August ebenfalls.

20:17 und 15.08.2016 standen in der rechten unteren Ecke - auf seinem Computerbildschirm.

Kurz vor der Tagesschau hatte er mal wieder die Werbung mit dem Hund und dem Diät-Pulver gesehen.

Seine Mutter fand den Spot, das Filmchen doof.

Er hatte keine besondere Meinung dazu. Schaltete auch eher wegen dem Wetter oder den Nachrichten gegen 20:00 Uhr das TV-Gerät ein.

Früher joggte noch eine halbrunde Frau im gelben Bikini den Strand entlang – meinte er. Mit erinnerungs- bzw. werbetechnischer Brille ausgestattet.

Vor allem erinnerte er sich beim lediglich peripheren Betrachten der TV-Werbung, dass er seit gut zwei Monaten kein Diät-Pulver mehr gekauft hatte!

Was auch hieß, dass er keines mehr verzehrt hatte. Obwohl ein Apotheker einige Tage zuvor die Doppelpackung für knapp 30 Euro im Regal stehen hatte. Samt Plastik-Shaker.

Aber noch mehr interessierte ihn die neue Waage – das neue Gewicht?!

Die Waage selbst war nicht wirklich neu – auch nicht alt. Aber sie befand sich samt Apotheke in einem Ort fernab der Heimat – an seinem Urlaubsort.

Was würde sie ihm anzeigen?

Eigentlich rechnete er mit keiner großen Veränderung - weder im Guten noch im Schlechten.

Zwar hatte er abends häufiger zu Pizza gegriffen, auch mehrere Blauschimmelkäse und Zazikis verdrückt, zudem ein halbes Dutzend Chips- und Flipstüten und garantiert doppelt so viele Cola-Dosen geleert. Aber all dies in einem Zeitraum von wiederum gut zwei Monaten.

Und das Frühstück hatte er auch umgestellt. Mit wenigen Ausnahmen nahm er im Juli und August keine süßen Teilchen, keine Pudding-Plunder, keine Nusshörnchen oder Donuts mehr zu sich - sondern Müsli.

Mit Vollkorngetreide. Mit Rosinen und anderen getrockneten Früchten. Teilweise mit, manchmal ohne zugesetzten Zucker. Und täglich gab es Schokolade und fast immer einen heißen, manchmal einen kalten Kaffee als Wake-Up-Drink.

Im Urlaub entfiel zudem das Mittagessen. Nur einmal – während eines größeren Tagesausflugs – gönnte er sich eine Portion fettige Bratkartoffeln.

Die größte Umstellung überhaupt, seit seinem letzten Waage-Auftritt, seit Juni: Sieben oder acht Wochen lang hatte er kein einziges Gramm Soja-Milch-Honig-Pulver angerührt.

Was würde die Waage in der neuen Apotheke sagen?

81,4 sprach sie – leuchteten ihre roten Ziffern.

Nochmals ein Kilogramm weniger …

Nun, da es August und ziemlich warm war, trug er keine Jacke – folglich wurde die Urlaubs-Waage zumindest mit ein paar Hundert Gramm weniger Textilien belastet als ihre entfernten Vorgänger im April oder Juni.

Das relativ fette und süße Essen hatten also nicht zu einer Gewichtszunahme geführt.

Allerdings auch nicht zu einer weiteren Reduktion.

Und der Jo-Jo-Effekt trat somit auch nicht ein.

Wobei er neben den fettigen und süßen Speisen und Getränken im Juni und Juli auch häufig einheimische oder holländische oder spanische Tomaten verzehrte. Zudem gelbe, ungarische Paprika - und orangenfarbige, französische Aprikosen. Die Nektarinen stammten laut Deklaration meist aus Italien.

Ob Obst oder Gemüse – meistens bereicherten sie sein Dinner; entweder als Dessert, manchmal auch zur Vorspeise.

Alles ohne Plan – ganz nach Lust und Laune.

Beim Blick auf den gelben Sack erkannte er auch noch Dosen: in denen sich einst Cashewkerne oder Erdnüsse befanden.

Zudem waren es wohl zwei oder drei Tüten an Pistazien – naturell und gesalzen – die in den letzten Wochen seine Speiseröhre Richtung Magen passierten.

Eis hatte er ebenfalls verzehrt, allerdings nicht täglich.

Letztlich eine Mischung von Lebens- bzw. Genussmitteln, mit denen man oder frau sich in zwei Monaten ein paar Pfund Gewicht anfuttern hätte können.

Aber das war nicht geschehen.

Und er fragte sich, ob er einen weiteren Anlauf machen sollte: mehr als ein halbes Jahrzehnt waren vergangen, da die digitale Waage eine 7 an erster Stelle aufleuchten ließ.

Damals hatte er die Diät im Januar, knapp drei Wochen nach Weihnachten begonnen.

Und bis kurz vor Ostern durchgehalten

Mit ALDI-Mozartkugeln. Diese wogen - wie ihre klassisch gebildeten Brüder - ebenfalls 20 Gramm das Stück und hatten eine ähnliche Zusammensetzung wie die Original-Kugeln aus Mozarts Heimatstadt; aber kosteten damals nur etwa die Hälfte.

Allerdings war auch das Geschmackserlebnis mindestens 25% geringer – wenn nicht 33 oder 50%?

Aber zehn Tage lang freute er sich doch jeden Morgen auf den Kaffee und eine, immer nur eine einzige Mozartkugel. Und weil er wusste, dass es keine zweite gab – und weil er auch keine großen Entzugserscheinungen hatte, da Weihnachten ja noch nicht lange zurücklag und das Verlangen nach Süßigkeiten nicht ganz so groß war.

Nachdem die 10 preiswerten Kugeln verputzt waren, kaufte er noch eine Handvoll der teuren.

Danach griff er zu ganz normaler Schokolade – und weil diese Tafeln 100 Gramm wogen, mussten sie möglichst fünf Tage halten.

Was etwa zwei Wochen auch gut funktionierte.

Lediglich an einem Sonntag gestattete er sich statt einer Reihe Schokolade gleich zwei.

Und nachmittags – der Tag muss wohl ziemlich trüb und kalt gewesen sein – auch noch einen Kuchen beim Konditor.

Sein Kopf und sein Gewissen kamen damals zu dem Schluss, dass man am siebten Tag ja durchaus mit dem Fasten bzw. der Diät pausieren dürfte.

Wenn er an sechs werktäglichen Daten kaum mehr als 1500 kcal zu sich nahm und somit Gewicht abnahm, dann würde der Sonntag ja mit etwa 2000 - 2500 kcal keine echte Wende einleiten – sondern lediglich eine Pause bedeuten.

Diesen Rhythmus setzte er damals einen guten Monat fort. Und irgendwann zeigte die Waage 79 Komma Ungrad Kilogramm.

Was bedeutete, dass er mit bzw. trotz täglicher Mozartkugel- bzw. Schokoladenzufuhr rund zehn Pfund in etwa zwei Monaten verloren hatte.

Oder fünf Kilos in acht Wochen.

Oder etwa 500 bis 700 Gramm in der Woche.

Also etwa 100 Gramm pro Tag. Am konsequenten, sparsamen Werktag.

Und sonntags wohl kein einziges Gramm verlor - vielleicht auch mal zwanzig oder dreißig draufpackte?!

Wobei er davon ausging, dass er in der Winterkälte mehr Kalorien verbrannte als im Sommer – zumindest wenn er sich im Freien, in der eisigen oder nasskalten Luft aufhielt.

Seine weiteren Überlegungen führten in dahin, dass er an 365 Tagen theoretisch an die dreißig Kilogramm abnehmen könnte.

Allerding wollte er sich nicht von 85 auf 55kg herunterhungern. Und schon gar nicht von neunundsiebzig auf neunundvierzig.

Aber es war ja hin und wieder von Menschen zu hören, die über einen längeren Zeitraum 30, 40 oder 50 Kilogramm Körpergewicht verloren hatten.

Es war also möglich – theoretisch. Und auch praktisch.

Was ihn damals aber zunehmend störte, war die abendliche Suppe. Die heiße, salzige, gewürzte, langweilige Brühe.

Und die relativ schlechte Laune danach.

Der Mangel an Kohlenhydraten zu später Stunde schien tatsächlich sowohl ein Fett- als auch ein Stimmungskiller zu sein.

Andererseits schlief er auch damals recht gut – zumeist deutlich besser als mit vollem Magen.

Und das Frühstück war ein umso größerer Genuss.

Und – wie er am eigenen Leib erfahren hatte – eigentlich die wichtigste Mahlzeit in jenen zwei Wintermonaten.

Sowohl für die geistige als auch leichte körperliche Arbeit war die Energie aus Schokolade, Haferflocken und gesüßtem Kaffee von zentraler Bedeutung.

Als es irgendwann wärmer und März wurde, stellte er sich wieder mal auf eine Waage: 77 kg

Nun, er trug angesichts der frühlingshaften Temperaturen zwar Shorts und ein kurzes Hemd – statt langen Jeans, Pullover und Winterjacke wie beim 85 kg Anfangsgewicht im Januar; aber vielmehr als zwei oder drei Pfund wogen die Winterklamotten zusammen auch nicht.

Weshalb er seine erste Mozartkugel- und Schokoladendiät auch damals nach rund zwei Monaten beendete.

Nicht feierlich. Nicht offiziell.

Aber irgendwie meinte er damals eine Stimme vernommen zu haben:

Frühling lässt sein blaues Band,

wieder flattern durch die Lüfte;

süße, wohlbekannte Düfte

streifen ahnungsvoll das Land.

Veilchen träumen schon …

Oder hatte nur er geträumt?

Hatten weder Eduard Mörike noch Wolfgang Amadeus zu ihm gesprochen?

Wie auch immer.

Es war wohl nicht nur die Gegenwart am Werk - sondern auch Erinnerungen: an Kindheits-, an Frühlings-, an Ostertage.

Vielleicht auch an bemalte Hühnereier, an gelbe Forsythien-Büsche. Oder die ersten Narzissen in den Gärten und den Parks.

Es war vielleicht sogar das Marzipan, das durch die Bäume - durch die Vogelstimmen? – zwitscherte.

Ja, das Marzipan war ja irgendwie ein himmlisches Geschenk.

Ähnlich wie beim Nougat reiften die wertvollen Zutaten, die guten Fette und Öle, die hochwertigen Proteine in den Mandeln und Nüssen heran; auf Bäumen und an Sträuchern.

Die Sonne hatte sie reifen lassen.

Photosynthese – so hieß das; so heißt eines der Zauberworte. Das er aber vor allem aus dem Chemie- bzw. Biologieunterricht kannte – und deshalb geringschätzte?!

Und trotzdem: das Licht hatte sie miterschaffen: die Mandeln, die Wal- und Haselnüsse. Die Pistazien und die

Cashewkerne. Auch die Sonnenblumenkerne und Oliven. Und natürlich die Café- und Kakaobohnen.

Letztere mochten, schätzten, brauchten allerdings nicht nur das Licht – sondern auch die Wärme, die Hitze. In Afrika, in Brasilien - und ähnlichen Klimazonen.

Wo es oft etwa so warm war wie in seinem Bauch.

Rund 36 Grad – im Schatten.

Ja, er war überzeugt: Sein Magen war die eigentliche Bestimmung für Schokolade.

Und für Marzipan.

Und als Kind auch für die Nuss-Nougat-Creme.

Das war seine vor-österliche Erkenntnis vor etwa sechs oder sieben Jahren.

Gewiss, eine traditionelle, orthodoxe, zutiefst abendländisch-orientalische Osterbotschaft hört sich etwas anders an.

Aber die Welt – braucht sie nicht auch neue Botschaften?

Neue Erkenntnisse?

Einen neuen Zugang – zum Licht, zur Erde, zum Himmel.

Auch zu den Lichtungen, den Plantagen und den Wäldern?

Im Anfang war das Marzipan.

Und der Nougat.

Eine halbe Ewigkeit naschten die Götter alleine –

von den Früchten der Bäume.

Dann entwickelte sich im Universum zunehmend Barmherzigkeit.

Und die Götter beschlossen, dass von nun an auch andere Lebewesen an den Früchten Gefallen finden sollten.

Und sie erschufen den Menschen.

Die Orang-Utans.

Die Schimpansen.

Auch die Gorillas.

Und viele, viele weitere Kreaturen.

Ohne Übergewicht.

Vermutlich.

Weitere Infos:

facebook.com/GauguinVanGogh

twitter.com/Ama_DE_US__Diet

----

www.ingramcontent.com/pod-product-compliance
Lightning Source LLC
Chambersburg PA
CBHW020904310526
45786CB00018B/1773